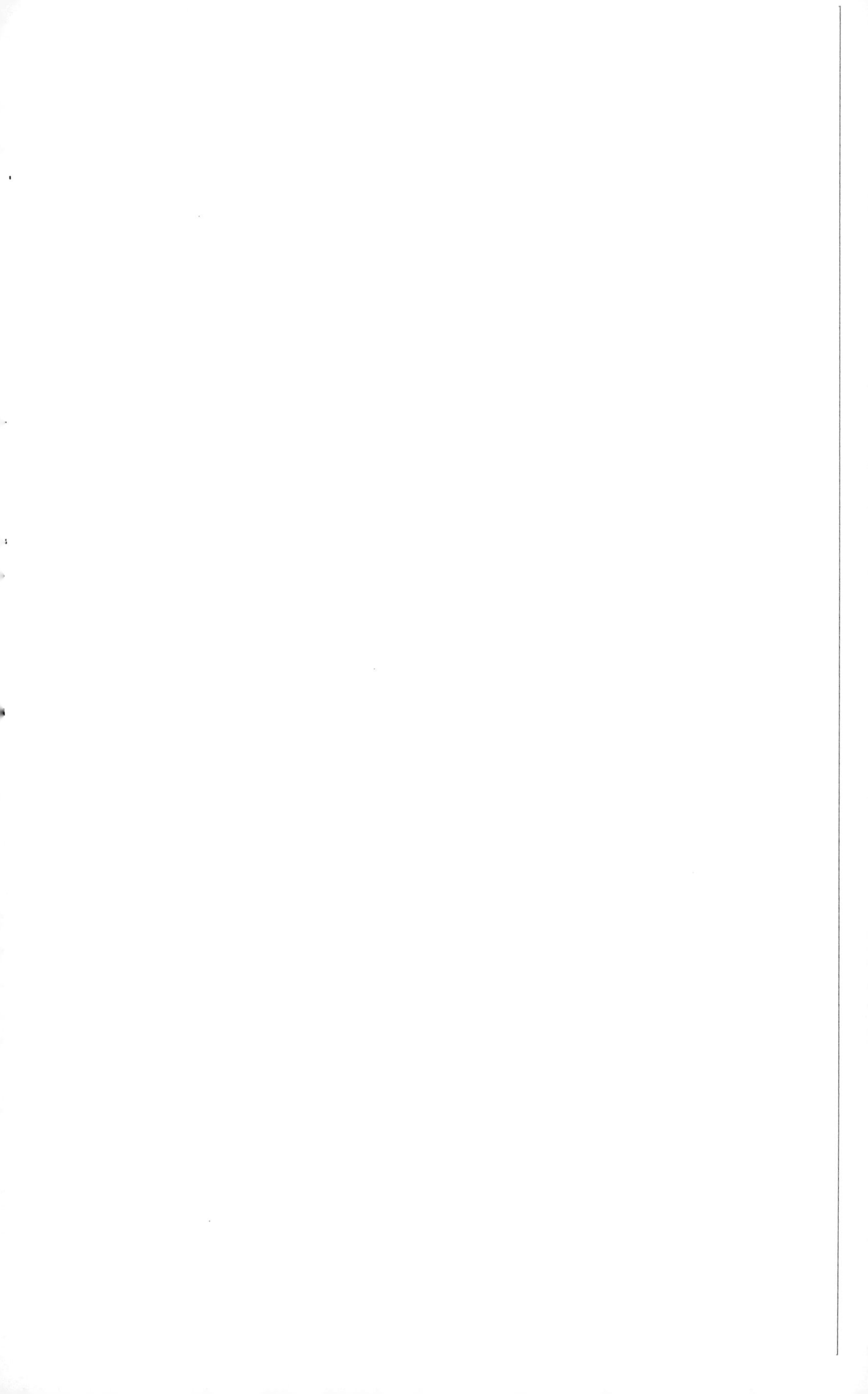

ESSAI

DE

TOPOGRAPHIE MÉDICALE

DE LA COTE SAINT-ANDRÉ.

ESSAI

DE

TOPOGRAPHIE MÉDICALE

DE LA COTE SAINT-ANDRÉ,

MÉMOIRE

présenté à la Société de médecine de Lyon

PAR LE DOCTEUR ROBIN,

membre correspondant,

ancien interne des hôpitaux de Lyon.

Cum quis ad urbem sibi ignotam pervenerit,
hunc ejus situm considerare oportet, quomodo
et ad ventos, et ad solis ortum jaceat.

(Hipp. DE AERIBUS, AQUIS ET LOCIS)

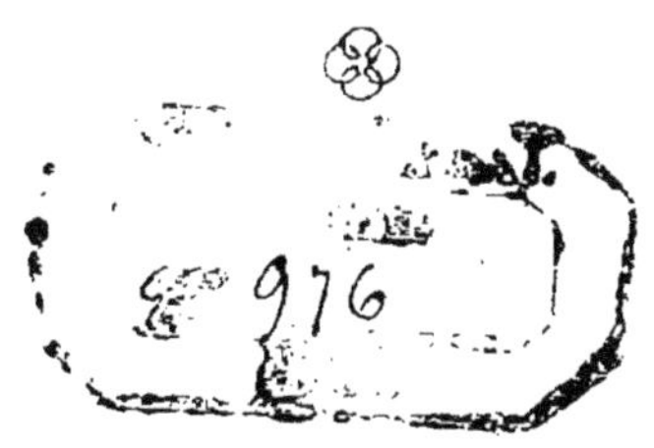

LYON

IMPRIMERIE D'AIMÉ VINGTRINIER

Quai Saint-Antoine, 56.

1855.

ESSAI

DE

TOPOGRAPHIE MÉDICALE

DE LA COTE SAINT-ANDRÉ (1).

La ville de la Côte-Saint-André est située sous le 3e degré 11 minutes 4 secondes de longitude, à l'est du méridien de Paris, et sous le 45e degré de latitude. Telle est du moins la détermination approximative de sa situation géographique d'après celle attribuée à Grenoble. Elle occupe le bas d'un coteau

(1) Présenté à la Société de médecine de Lyon, ce mémoire a été l'objet d'un rapport bienveillant dont je remercie l'honorable auteur M. le docteur Vernay.

Malgré l'hospitalité que la *Gazette Médicale* a bien voulu lui accorder dans ses colonnes, je me décide à le publier *in extenso*, persuadé que si cet, exemple, quelque infime que soit son point de départ, trouve assez d'imitateurs, la science sera mise, un jour, en possession d'un élément précieux qui lui manque, je veux dire la géographie médicale de la France

sur la partie supérieure duquel des hameaux populeux sont répandus; sa population est d'environ 5,000 âmes ; un ruisseau traverse la ville du nord au sud et fait jouer des moulins et d'autres artifices. Devant elle se déploie une vaste plaine s'étendant de l'est à l'ouest, l'espace de 60 kilomètres, sur une largeur de 10 à 12 kilomètres. Cette plaine qui porte le nom de la ville est bornée au midi par des coteaux offrant, sur l'exposition au nord, une pente plus ou moins raide, parsemée de maisons isolées ou réunies et dépendant des villages situés au pied.

Le sommet se continue avec le grand plateau de Chambarand qui finit au sud sur les bords de l'Isère, à l'ouest sur ceux du Rhône et dégénère brusquement à l'est en une multitude de petites collines, de précipices, de vallons et de ravins.

Rien n'est triste comme ce plateau de Chambarand autrefois recouvert de la plus belle végétation. Pendant l'anarchie révolutionnaire de 1793, des mains avides firent disparaître jusques à leurs racines les bois taillis qui en recouvraient la surface et aujourd'hui cette immense étendue de terrain très-peu propre à la culture des céréales, ne présente plus que des branches rabougries, et des bruyères bonnes à peine pour le paccage des bestiaux et la litière des étables.

Depuis quelques années, des essais agricoles y ont été tentés et grâce à l'opulence et à l'intelligente activité de plusieurs de ses propriétaires, il est permis de concevoir, pour ces contrées jusqu'à ce jour déshéritées, quelques espérances de régénération.

Le côté sur le milieu duquel la Côte-Saint-André est bâtie, a une longueur à peu près égale au précédent, mais beaucoup plus cintrée. Après avoir couru de l'est à l'ouest l'espace de 30 à 40 kilomètres, il se voit coupé tout-à-coup et séparé du coteau suivant par une plaine de 6 kilomètres environ.

La pente exposée au midi est couverte de vignobles. Sur les sommets croissent des bois taillis et des bruyères. En descendant ensuite du côté du nord, on rencontre des bosquets entremêlés de quelques prairies et de terrains cultivés. De la base naît une seconde plaine, toute recouverte de cailloux, nommée plaine de la Blache, plus élevée d'environ 25 mètres que la première, offrant la même direction mais d'une largeur moindre de moitié. Les coteaux qui en forment l'enceinte viennent se continuer avec une suite de petites collines, à l'endroit où les deux plaines sont réunies et forment, à l'ouest et au nord, un plateau entrecoupé de quelques vallées, comme Chambarand du côté opposé.

La plus grande hauteur des coteaux est d'environ 200 mètres. Les différentes coupures qui les séparent semblent correspondre avec celles du côté opposé. En général leur direction est du sud-est au sud-ouest. Toute leur surface, naguère couverte de châtaigniers, de chênes, de charmilles ou de hêtres, est aujourd'hui très-dégarnie d'arbres, surtout dans les cîmes qui n'offrent plus que des broussailles.

Le sol des coteaux est argileux, rouge, dans une grande profondeur sur les sommets. Mais cette dimension diminue jusque à la base, où à très-peu de profondeur se trouvent des cailloux et des graviers.

Au dessous de cette enveloppe de terre de différente nature, on rencontre, plus ou moins profondément, des amas de cailloux siliceux, argileux, calcaires, unis par un mortier de sable et de chaux, qui les rend fort durs et connus dans le pays sous le nom de pierre-à-fil.

Ce poudingue se trouve à une profondeur très-variable. Il est gris-blanc dans les coteaux du nord, noir, micacé et souvent superficiel dans les coteaux du midi, mais toujours siliceux.

Les coteaux ne viennent point se terminer à la plaine par une pente continue. A mesure qu'ils s'en approchent, ils forment plusieurs plateaux plus ou moins larges, semblables à des escaliers qui conduisent à la partie la plus basse où le sol change de nature.

En effet, à la terre argileuse qui s'est toujours présentée jusqu'ici, succède une couche de terre végétale de 30 à 40 centimètres d'épaisseur, abondamment parsemée de cailloux granitiques, ferrugineux dont les masses analogues ne se remarquent pas dans le pays. Au-dessous du gravier rouge, mais plus bas, on trouve un mélange semblable à la pierre-à-fil des coteaux, mais point dur et laissant filtrer une assez grande quantité d'eau, puisqu'on en peut découvrir partout en creusant à une profondeur suffisante.

Les quatre vents cardinaux sont ceux que j'ai vus souffler d'une manière constante. Ce sont même les seuls qui soient connus dans le langage vulgaire. Le nord et l'est sont les deux vents froids; le sud et l'ouest les deux vents chauds. Mais ce dernier ne règne jamais longtemps, il ne souffle que pour amener les pluies d'orage et le sud ou le nord ne tarde guère à le remplacer,

Les eaux, en général sont bonnes quoiqu'un peu chargées de bicarbonate de chaux ; leur température est de 6° centigrades. Elles sont oxigénées, agréables à boire, parfaitement propres à la cuisson des légumes et à la dissolution du savon.

Je ne suis pas assez versé dans les manipulations chimiques pour avoir tenté une opération aussi difficile que l'analyse des eaux potables; mais je n'ignore point que la chaux et la magnésie sont unies très-fréquemment ensemble, que partout où l'une est mise à nu l'on est à-peu-près certain de rencontrer l'autre. Je n'ignore pas non plus que dans les analyses chimiques, il est très-difficile de séparer la magnésie de la chaux. Les eaux de la Côte ne seraient elles point magnésiennes par cela même qu'elles seraient très-calcaires ? Et cette circonstance n'expliquerait-elle pas la fréquence du goître dans ce pays? Les recherches du docteur Grange sembleraient le faire supposer; ou bien l'absence de l'iode dans les eaux en serait-elle la cause comme le prétend M. Châtin? Le goître y est, en effet assez fréquent; mais je ne l'ai jamais vu accompagné de crétinisme, bien qu'il acquiert parfois des dimensions extraordinaires. Les goîtreux y sont aussi intelligents que les autres habitants et, ainsi que l'a fait observer M. Ferrus, pour d'autres localités, il n'y a, dans ce pays, aucune analogie, aucune parenté, sous le rapport originaire, entre le goître et le crétinisme.

Les fontaines sont communes dans les coteaux du nord ; mais plus rares dans ceux du midi où les ruisseaux et les torrents se rencontrent assez fréquemment. C'est dans la plaine du nord du coteau de la Côte, dans la plaine de la Blache que se remarquent des sources jaillissantes du sein de la terre et connues sous le nom d'Eydoches.

Rien n'est bizarre comme le trajet de ce cours d'eau. Il sourd dans le village d'Eydoche, dont il emprunte le nom, arrose quelques prairies et se perd ; il apparait de nouveau à Comelle et à Ornacieux, sous forme de sources très-abondantes, disséminées çà et là, disparait à Faramans et va ressortir à Saint-Barthélemy, près Beaurepaire, avec un volume énorme et sous le nom de fontaines de Saint-Barthélemy (1).

(1) Ces fontaines réunies forment la rivière d'Auron, qui arrose la plaine de la Valloire et se perd à trois lieux de sa source, pour reparaître avant de se jeter dans le Rhône.

La profondeur du noyau granitique qui forme la base du coteau de la Côte, empêche l'écoulement des eaux dans la plaine inférieure, de manière qu'elles prennent leurs cours vers l'ouest, se réfléchissent au sud vers la coupure qui réunit les deux plaines et où elles se perdent.

C'est immédiatement avant de se perdre pour la seconde fois que ces eaux s'épanchent dans la plaine de Faramans et y forment des marais qui deviennent, pendant l'été et l'automne, des foyers d'intoxication pour les villages voisins. Ce n'est pas ailleurs qu'il faut aller chercher la cause de ces nombreuses fièvres intermittentes qu'on observe à Faramans, Penol, Ornacieux, Arzay etc., pendant plusieurs mois de l'année, fièvres qui revêtent quelque fois le caractère pernicieux, tandisque le chef-lieu de canton,à l'abri, par son éloignement, de l'influence miasmatique, ne présente que très-rarement des cas analogues (1).

Il y aurait, dans cette partie du canton, des tra vaux très-importants à faire, sous le double rapport

(1) Les années 1777, 1778, 1795, 1802, ont laissé les tristes souvenirs d'épidémies de fièvres intermittentes, qui firent périr un grand nombre d'habitants dans tous les villages riverains de ce cours d'eau.

agricole et hygiénique et vu la nature et la conformation du sol, rien ne serait plus facile que leur exécution. D'une part on rendrait à l'agriculture une vaste étendue de terrain, frappée jusqu'à présent de stérilité; d'autre part on ferait disparaitre un foyer d'infection, cause d'étiolement et souvent de mort, pour les habitants des villages circonvoisins.

Il y a vingt ans, un citoyen éminent de la Côte Saint-André, M. Chaurond présenta au Conseil général de l'Isère, dont il était membre, un mémoire dans lequel il démontrait l'importance des travaux que nous venons d'indiquer. La mort de ce philanthrope éclairé, enlevé, dans la force de l'âge, par un affreux accident (éboulement d'une maison qu'il faisait construire), est venue entraver la réalisation de ces projets. Jusqu'à présent l'idée de M. Chaurond n'a trouvé (que je sache), ni écho parmi ses concitoyens, ni appui auprès de l'autorité.

Les Eydoches forment une petite rivière assez forte lorsque les saisons sont pluvieuses; elles disparaissent quelquefois pendant six ou sept ans, quelle qu'ait été la quantité d'eau tombée pendant l'année qui précède leur disparition. Cette intermittence des Eydoches a été étudiée, sous les points de vue physique et géologique, par Dolomieu, dans un travail inséré dans les *Mémoires de la Société philomatique*. Je regrette bien vivement que la rareté de ce recueil ne m'ait pas permis, de consulter les intéressantes recherches du naturaliste dauphinois.

Pendant les quelques années que dure la disparition des Eydoches, les marais se dessèchent et avec eux disparait la fièvre intermittente.

Je ne terminerai point ce qui a rapport aux Eydoches et aux fièvres intermittentes que ce cours d'eau occasionne, sans indiquer la presque complète réalisation de la loi d'antagonisme, indiquée par M. Boudin. La phthisie pulmonaire est assez fréquente à la Côte-Saint-André où l'on n'observe qu'exceptionnellement la fièvre intermittente; tandisque, dans tous les villages voisins des marais, villages dans lesquels la fièvre intermittente est endémique, nous n'avons que de très-rares occasions de constater la tuberculisation pulmonaire.

La Côte-Saint-André est un pays exclusivement agricole; il n'y a d'autre industrie qu'une fabrique de liqueurs, deux tanneries, quelques ateliers pour la fabrication des étoffes de soie. A part une trentaine d'ouvriers qu'occupent ces diverses industries, tous les autres bras sont consacrés à l'agriculture; aussi le froment, le seigle, le colza, le blé noir, l'orge, l'avoine, le foin, les noix et les châtaignes, sont-ils, à peu près, les seuls produits de ce pays. Les terres argileuses sont les seules où l'on puisse recueillir du froment, sans les avoir engraissées préalablement par la culture des trèfles.

Les plantes sont celles des environs de Paris et je m'abstiens d'en faire l'énumération; cependant je vais donner ici une courte nomenclature de celles qui sont le plus en usage dans le pays et dont les noms vulgaires s'éloignent le plus des noms connus.

NOMS FRANÇAIS ET BOTANIQUES.

Houx-ruscus,	—	aculéatus.
Laitron,	—	sonchus.
Mercuriale,	—	mercurialis.
Tithymale,	—	euphorbia palustris.
Euphorbia,	—	lathyris.
Camomille,	—	anthemis mixta.
Clématite,	—	clematitis vitalba.
Géranium,	—	Robertsianum.
Bardane,	—	arctium lappa.

NOMS VULGAIRES, — USAGES.

Augrivon,	—	usité pour les brebis.
Audiançon,	—	usité pour les vaches.
Violaine,	—	purgatif.
Jimonet,	—	drastique.
Epurge,	—	id.
Andola,	—	fébrifuge.
Drabieux,	—	épispastique.
Herbe à Robert,	—	emménagogue.
Lappée,	—	dépuratif.

Les habitants sont d'une taille moyenne, ils ont généralement les cheveux noirs, leur tempérament est bilioso-sanguin.

Le pain se compose de seigle auquel ils ajoutent du blé noir l'hiver, du froment l'été; ils y joignent pour pitance du fromage blanc, frais ou sec, des œufs, du cochon salé quelquefois, rarement de la viande de boucherie, des pommes de terre, des châtaignes. Quelques cas fort rares d'ergotisme gangréneux doivent être attribués sans doute à la prédominance du seigle dans l'alimentation.

Chaque ménage possède une ou deux vaches, quelques brebis. Le vin, qui est ordinairement d'une bonne qualité, est d'un usage habituel sur les coteaux du nord, et se boit avec plus d'économie chez les habitants du côté opposé qui, ayant fort peu d'expositions favorables à la culture de la vigne, ne peuvent récolter assez de vin pour leur consommation.

Le coteau sur lequel la ville est bâtie, est éminemment propre à la culture de la vigne ; aussi la pente sud en est-elle presque entièrement complantée. D'après un relevé fait récemment par un receveur de l'enregistrement, on n'y récolte, dans les années d'abondance, pas moins de vingt-cinq mille hectolitres de vin. Aussi l'ivrognerie est-elle, parmi les gens du peuple, un défaut général à peine modifié par l'invasion de l'oïdium. J'ai observé beaucoup de maladies occasionnées par ce vice abrutissant, des gastro-entérites chroniques, des squirrhes de l'estomac, des hépatites chroniques, l'anasarque, le délirium tremens, etc.

L'hépatite chronique ou plutôt la dégénérescence organique du foie avec ratatinement ou gonflement de ce viscère, avec ictère, ascite, etc. s'y observe surtout très-fréquemment. On conçoit en effet que l'irritation incessamment entretenue sur la muqueuse de l'estomac, du duodénum et de tout le tube digestif, finit par se propager jusqu'au foie. Celui-ci s'enflamme à son tour, se tuméfie, s'engorge, s'indure et finit par présenter les différentes dégénérescences consécutives à l'inflammation chronique. Les gens chez lesquels j'ai le plus souvent observé cette affection, sont ceux d'un tempérament bilieux que la nature de leurs occupations force à mener une vie sédentaire ou qui, par leur position de fortune, sont dispensés des rudes travaux de la campagne. Les écarts de régime commencent par être la triste conséquence de l'oisiveté ; puis ils deviennent habitude; et ils finissent par s'imposer comme la plus impérieuse et la plus dégradante nécessité.

Après quelques mois d'une existence si peu normale, les fonctions digestives languissent, et pour combattre cette anorexie, qu'un régime sobre et une vie active ne tarderaient pas à faire disparaître, c'est encore au vin que l'ivrogne a recours, et, sous prétexte de se fouetter le sang, il double sa dose ordinaire. Bientôt un ictère général se manifeste, les selles décolorées prennent l'aspect d'un platras de vieux mur, les urines deviennent rares et déposent un sédiment briqueté, l'hypocondre droit augmente de volume, la plessimétrie fait entendre un son mat jusque vers la sixième et même la cinquième côte. La sensation d'un poids incommode retentit dans tout le flanc droit et jusqu'à l'épaule ; les jambes s'œdématient, le ventre se tuméfie par suite de l'ascite passive dont il est le siége, et quand les malheureux se décident à consulter le médecin sur ce qu'ils appellent leur mauvaise graisse, il ne reste plus à l'homme de l'art qu'à faire de tristes méditations sur les suites affreuses de l'intempérance et sur la mort qu'il ne peut plus conjurer.

Je regrette que l'impossibilité dans laquelle je me suis souvent trouvé de faire des ouvertures cadavériques ne m'ait pas permis de m'assurer du genre de dégénérescence auquel j'avais affaire. Mais certainement la masse totale du foie, ou du moins la majeure partie de ce viscère était frappée d'une altération profonde. L'ascite indiquait assez que la circulation éprouvait, dans la veine porte, un obstacle insurmontable, que l'oblitération du système veineux hépatique ne pouvait être mise en doute.

Casimir Broussais fait observer que la duodénite chronique est la cause la plus fréquente de l'hépatite chronique. Si ce rapport de causalité n'était pas démontré par les faits, la théorie ou plutôt la connaissance des dispositions anatomiques du foie et de ses vaisseaux, des rapports du canal cholédoque avec le duodénum dans lequel il se jette, ferait suffisamment entrevoir un fait que l'expérience est venue confirmer. Du reste, la pénétration incessante de matières irritantes et vraiment toxiques dans les veines mésaraïques et de là dans le système de la veine porte, n'explique-t-elle pas suffisamment cette altération organique ?

Une autre affection presqu'aussi fréquente que la précédente et qui est due probablement à la même cause, est le squirrhe de l'estomac. Un bon vieillard qui se mourait à l'âge de soixante-dix ans d'une affection organique de l'estomac, m'avouait n'avoir jamais bu une goutte d'eau autrement qu'en mangeant sa soupe. Ne résumait-il pas d'une manière complète l'étiologie de sa maladie ?

Il est une autre cause qui pourrait bien n'être pas étrangère à la fréquence des affections organiques de l'estomac, c'est l'habitude qu'ont tous nos paysans de manger quatre fois par jour, quel que soit leur appétit. Ils croient devoir toujours prendre des aliments lors même qu'ils sont malades, sous prétexte de conserver leurs forces. Leur alimentation grossière et d'une digestion difficile soumet leur estomac à un travail pénible et incessamment répété. Cet organe affaibli par suite de mauvaises digestions, devient ensuite le plus débile de l'économie et le siége sur lequel se portent de préférence les mouvements fluxionnaires ou plutôt, pour parler un langage ancien, qui rend beaucoup mieux ma pensée, sur lequel éclatent les différents levains morbifiques. ***Si quid laboraverit ante morbum, ibi se figit morbus.*** Hippocrate, aph. 3.

C'est surtout chez les hommes qu'on observe les affections organiques de l'estomac. Celles-ci, jointes aux maladies aiguës des viscères thoraciques, font périr un grand nombre d'individus entre cinquante et soixante-dix ans. Aussi, parmi les agriculteurs de ce pays, les vieillards de l'un et l'autre sexe sont-ils très-rares.

Outre les inflammations aiguës et chroniques de l'estomac, j'ai eu encore l'occasion d'observer l'ulcération de cet organe, son ramollissement, sa perforation même, et toutes ces lésions m'ont paru être la triste conséquence des écarts de régime journellement répétés.

Le fait suivant a laissé dans mon esprit des impressions trop vives pour que je ne le rapporte pas en entier.

Mirabel Joseph, d'un tempérament bilioso-sanguin, d'une assez forte constitution, âgé de quarante-cinq ans, ayant fait dans sa jeunesse un grand nombre d'excès de boissons, eut une fièvre typhoïde grave en 1847. Depuis lors, il ne fut jamais bien portant. Souvent il éprouvait des indigestions, souvent aussi ses malaises momentanés se terminaient par des vomissements bilieux abondants. Plusieurs fois, depuis sa convalescence, je le vis se plaignant d'inappétence, d'envies de vomir, toujours un vomitif ou un purgatif le soulagea.

Le 1er octobre 1850, il vint me consulter, accusant toujours les mêmes malaises ; je lui conseillai une bouteille d'eau de Sedlitz. Le 14 octobre, on vint m'annoncer qu'il était en proie à des coliques violentes. Je le trouvai se roulant sur le carreau et accusant des douleurs atroces au creux de l'estomac.

J'appris de lui qu'à midi, après avoir mangé un aliment très-indigeste, un matefain, il était parti en courant pour aller faire, dans la plaine, quelques travaux pressants, qu'il était venu de même en courant pour ne point laisser en souffrance son travail dans la fabrique de liqueurs. A son retour de la plaine, il avait fait des efforts assez violents pour charger une voiture de pièces d'alcool, et, au milieu d'un de ces efforts, il avait été pris des douleurs cruelles pour lesquelles on était venu me chercher en toute hâte.

Pensant que les aliments grossiers dont il avait fait usage n'étaient point étrangers à ces douleurs, j'ordonnai un décigramme d'émétique dans une verrée d'eau tiède. A quatre heures, il n'y avait encore eu aucun vomissement, aucune évacuation alvine, pas même un borborygme.

A huit heures, les douleurs sont tout aussi vives ; aucune évacuation n'a eu lieu. Quinze centigrammes d'extrait gommeux d'opium à prendre en trois fois, d'heure en heure. A minuit mêmes souffrances, même état. Le ventre se météorise. Le pouls conserve de la force, de l'ampleur ; saignée du bras, trente sangsues sur l'épigastre, frictions sur tout l'abdomen avec l'onguent napolitain.

Le 15, à six heures du matin, l'abdomen est de plus en plus météorisé ; le pouls est devenu petit, dur, accéléré ; une sueur visqueuse recouvre toute la surface de la peau. Les symptômes vont en s'aggravant jusqu'au moment de la mort qui a lieu à dix heures du soir. Les douleurs n'ont pas cessé un instant d'être horribles, elles ont résisté à tous les moyens suggérés par le désir de les soulager.

L'autopsie nous révéla l'existence d'une perforation de l'estomac, située à trois centimètres de l'orifice pylorique, au centre d'une ulcération ayant un demi-centimètre de surface. Tout autour de l'ulcération, la muqueuse était ramollie. Ce ramollissement était celui que le professeur Cruveilhier appelle gélatiniforme. Une arborisation trés-prononcée existait dans le reste de l'étendue de la muqueuse de l'estomac.

Le péritoine était considérablement injecté.

L'abus des liqueurs alcooliques (cet abus était excessif, au dire de ses camarades de la fabrique), cet abus, dis-je, n'a-t-il pas produit les dérangements gastro-intestinaux auquels, du reste, cet homme était éminemment prédisposé, puisqu'il venait d'échapper à une fièvre typhoïde grave. Le ramollissement, l'ulcération n'en sont-ils pas les produits morbides consécutifs ? Voilà pour les causes prédisposantes. Enfin, la course à la plaine, l'indigestion, les efforts pour soulever un pesant fardeau, voilà pour les causes occasionnelles de la perforation stomacale dont nous avons été témoin chez ce malheureux.

Après les maladies produites par l'irrégularité dans le régime, viennent, pour la fréquence et la gravité, celles occasionnées par l'inégalité dans la température. Les variations dans l'état thermométrique et hygrométrique de l'air sont vraiment extraordinaires dans nos contrées. L'élévation du lieu que nous habitons et le voisinage des montagnes en sont les causes principales. Aussitôt qu'il pleut, l'atmosphère est rafraîchie au point que, dans l'intervalle de moins 24 heures, le thermomètre varie de 8 à 10 degrés. C'est que, tandisque la pluie tombe dans nos plaines, les montagnes voisines se couvrent de neige. Aussi, pour observer les règles hygiéniques naturellement déduites de ces vicissitudes de l'atmosphère, il faudrait, au milieu du jour, se vêtir différemment que le soir et le matin. Or, par incurie ou par pénurie, ces précautions sont complètement mises en oubli. Il est donc tout à fait dans les lois de la pathogénie que les affections rhumatismales communes aux individus de toutes les classes, frappent principalement le cultivateur qui ne travaille jamais sans quitter ses vêtements et qui ne les reprend même pas quand une averse survient et que la fraîcheur du soir se fait sentir. Il n'est peut-être, dans ce pays, aucun cultivateur qui, dans le cours de sa vie, n'ait éprouvé plusieurs atteintes de rhumatisme et plusieurs maladies aiguës du thorax, ce qui les prédispose spécialement aux lésions chroniques des viscères renfermés dans cette cavité.

Parmi les plus fréquentes, il faut noter les affections organiques du cœur. Et ici les faits viennent encore mettre en évidence l'admirable loi de coïncidence découverte et formulée par M. le professeur Bouillaud. Frappé moi-même, il y quelques années, par la perte d'un frère tendrement aimé que j'ai vu succomber aux désordres produits par une endocardite consécutive au rhumatisme articulaire le plus aigu que j'aie jamais observé, mon attention a, depuis lors, été spécialement fixée sur cette question. Toutes les fois que je me suis trouvé en face d'une maladie organique du cœur, je n'ai point manqué de questionner le malheureux qui en était atteint, sur ses antécédents, et dans l'immense majorité des cas, le rhumatisme a pu être invoqué comme cause de ces lésions. A mes yeux, il est bien démontré par les faits dont j'ai été témoin, que la plupart des altérations valvulaires sont les derniers anneaux d'une chaine qui commence par le rhumatisme et se continue par l'endocardite. Dans nos contrées aucune maladie n'est plus fréquente, chez l'adulte, que le rhumatisme articulaire aigu ; aucune n'est plus fréquente, chez le vieillard, que la maladie organique du cœur.

Cette cruelle conclusion si fatalement enchaînée à ses prémisses, s'explique d'autant plus facilement que le seul moyen de l'éviter ne peut pas être employé. Le paysan avide de la saignée, quand il n'en a pas besoin, la repousse, comme un arrêt de mort, dans les maladies où elle pourrait lui rendre le plus de services. Sous prétexte que le rhumatisme est occasionné par un refroidissement, par un chaud et froid , la saignée est invariablement rejetée avec indignation par le rhumatisant. Le médecin encourt toujours sa disgrâce, quand il lui propose ce moyen non seulement comme le plus propre à combattre le mal présent, mais encore à prévenir les complications à venir. Loin de lutter contre cette hyperfibrination, cette véritable aimite, le pauvre malade semble s'appliquer à l'augmenter ; et bientôt victime de ses préjugés, il vient demander à son médecin quelques drogues pour faire passer son essoufflement et ses palpitations.

Si les maladies des voies digestives sont plus fréquentes chez l'homme que chez la femme, c'est l'inverse pour les maladies du cœur. La femme, en effet, est soumise, comme l'homme aux causes que nous venons d'indiquer. Avec lui elle partage les rudes travaux des champs ; comme lui elle subit l'influence des intempéries. Les maladies aiguës auxquelles l'un est exposé, sévissent également sur l'autre.

Mais il est un autre ordre de causes qui appartient exclusivement à la femme. ***Propter uterum*** ou plutôt ***ovarium***, comme cela est démontré aujourd'hui ***mulier est quod est***. Par suite d'une vie pleine de privations et de travaux pénibles pour les enfants des deux sexes, la menstruation s'établit d'ordinaire très-difficilement chez les jeunes filles de la campagne. Elles éprouvent alors quelques palpitations qui durent plus ou moins longtemps. La chlorose survient avec son pâle et languissant cortége. Le cœur se contracte sur un liquide qui a cessé d'être pour lui un stimulant normal. Il suffirait de quelques parcelles ferrugineuses, d'un peu de repos et d'une bonne hygiène pour faire reparaître sur les joues de cet être intéressant, le tendre incarnat de la jeunesse et de la santé : mais le peuple ici, comme ailleurs, ne tenant aucun compte des maladies qui ne font pas garder le lit, oblige les êtres qui lui sont soumis, à travailler comme s'ils étaient en parfaite santé. Ces mouvements vicieux du cœur se répètent et commencent la prédisposition à la maladie. Les règles une fois établies se suppriment ou éprouvent un dérangement plus ou moins complet, à la suite de la moindre cause occasionnelle. Les palpitations reparaissent et viennent s'ajouter encore aux causes prédisposantes. Puis lorsque le temps critique est arrivé, le mouvement fluxionnaire jusque là déterminé vers l'utérus, venant à se supprimer, c'est encore sur le cœur affaibli que le contre-coup se fait sentir et la lésion organique commence.

Cela doit arriver d'autant plus fréquemment que la femme ayant alors perdu ses charmes, cessant d'exercer sur son époux un empire qu'elle leur devait, ses enfants n'ayant plus besoin d'elle, on la traite comme une esclave et le temps où ses forces vont en diminuant est trop souvent celui où les travaux les plus pénibles sont exigés d'elle.

Pauvre humanité ! pourquoi tes misères sont-elles si généralement méconnues ? Pourquoi méconnais-tu si souvent toi-même celui qui, avec le ministre de la religion, est le seul ami qui te reste quand tout t'abandonne et dont les études bienfaisantes n'ont d'autre but que ton amélioration physique et morale ?

Les habitations construites en pisé sont couvertes en tuile ou en paille. Partout on couche au rez-de-chaussée dans les villages ; mais pour le logement, comme pour la nourriture, les habitants du coteau du nord sont mieux que ceux du midi.

Dans le chef-lieu de canton tout un faubourg était encore recouvert en chaume, lorsqu'au mois de juin 1849, un violent incendie le détruisit presque entièrement. Il a été, depuis, reconstruit dans de meilleures conditions de salubrité et de sécurité.

La plupart des maisons de la partie inférieure du bourg sont basses, humides, mal aérées, n'ayant que des ouvertures très-étroites sur des ruelles constamment encombrées d'immondices. L'humidité provient soit de ce qu'elles sont construites sur un terrain dont aucune voûte ne les isole, pas même de simples briques ; soit de ce qu'elles sont adossées contre le coteau, de telle sorte que le côté nord ne reçoit jamais les rayons du soleil, soit de ce que les ouvertures sont trop étroites pour permettre une aération et une insolation suffisantes, soit enfin de ce que le fumier est entassé contre les murs et jusque dans l'intérieur des maisons.

J'ai été appelé dans des habitations composées d'un seul compartiment destiné d'un côté aux animaux, (vaches, porcs, brebis) de l'autre, au maîtres du logis et à sa famille. Un amas de fumier dans un coin de cette unique pièce exhalait sa vapeur chaude et nauséabonde. J'ai voulu, par quelques observations, rappeler à ces braves gens combien était contraire à leur santé cet oubli complet des lois de l'hygiéne. « Monsieur, m'a-t-il été ré-
« pondu, le fumier, c'est notre richesse. Sans lui,
« point de vin, point de blé et il est d'autant meilleur
« qu'il est moins éventé. » Comment s'indigner d'un état de choses accepté avec tant de résignation?

C'est dans ce quartier bas, pauvre et humide, appelé quartier du Fangeat et dans le quartier le plus rapproché du coteau, que j'ai eu le plus souvent l'occasion d'observer la maladie scrofuleuse. L'humidité, la viciation de l'air, le défaut d'insolation n'en expliquent-ils pas facilement l'existence ? Une chose m'a toujours étonné, c'est que, dans ce quartier si mal sain, l'influence de tant de causes d'insalubrité ne se soit pas manifestée souvent par quelque épidémie meurtrière. La cause de cette immunité réside probablement dans cette circonstance, que la maison n'est habitée que la nuit. Dès l'aube du jour, toute la famille émigre pour la plaine ou pour le coteau et ne reste au logis que pour prendre le repas du soir et quelques heures de repos.

La scrofule semble s'y être reléguée, comme on voit, dans d'autres localités, le goître et le crétinisme s'isoler et se cacher dans la partie la plus sombre et la plus retirée. Mais à part cette affection chronique, je n'ai pas remarqué plus de maladies que dans les autres quartiers plus riches et plus salubres.

Je remarquerai, en passant, que c'est dans le Fangeat qu'on rencontre le plus grand nombre de goîtres. Cette infirmité y a acquis, chez quelques individus, des dimensions extraordinaires. Preuve évidente que si la composition chimique de l'eau peut être invoquée comme cause de cette affection, l'air doit aussi jouer un rôle important dans son étiologie. Dans cette partie de la ville dont je viens de mentionner le déplorable état d'insalubrité, contre lequel il paraît que les efforts de l'autorité administrative sont impuissants, la scrofule et le goitre sont congénères. Ces tristes stigmates de l'humanité semblent naître et se développer sous le même toit et dans les mêmes conditions.

Il n'en est pas de même de cet autre fléau plus redoutable encore que les deux précédents, la phthisie pulmonaire. Il semble, au contraire, qu'il y ait entre l'affection strumeuse et le tubercule un véritable antagonisme. Dans toutes les maisons où j'ai vu la scrofule , soit héréditaire , soit accidentelle, je n'ai jamais observé la tuberculisation pulmonaire. Ce résultat de l'observation clinique ne doit point étonner, si l'on veut bien se rappeler la différence essentielle qui existe entre les caractères physiques de ces deux affections. La scrofule n'affecte-t-elle pas principalement les enfants, tandis que les tubercules éclatent surtout à l'âge adulte. La maladie scrofuleuse est, en quelque sorte, l'exagération du tempérament lymphatique, tandis que la phthisie pulmonaire sévit sur les constitutions sèches et nerveuses. Quelle différence n'y a-t'il pas entre la peau blanche, fine et molle, les cheveux blonds, la tête volumineuse, l'embonpoint exubérant du lymphatique et la peau brune, les cheveux noirs, le corps mince et fluet, les membres grèles et délicats de celui qu'a frappé le *tabes pulmonum?* Enfin combien d'individus ne voit-on pas parcourir toutes les phases de l'affection strumeuse, sans jamais présenter le moindre symptôme de tuberculisation ?

Plusieurs observateurs ont remarqué que les contrées où l'on rencontre le plus de scrofuleux, telles que la Hollande, les Pays-Bas, le Valais, le Vivarais, la basse Bretagne comptent moins de phthisiques que d'autres pays où l'on constate plus rarement l'affection scrofuleuse. La même remarque a été faite pour le Dauphiné. Mon observation, toute limitée qu'elle est dans un coin de cette province, est la confirmation des faits précédents. M. Jolly, membre de l'Académie de médecine, dans une brochure intitulée : ***De l'état sanitaire et des moyens d'assainissement des landes de Bordeaux***, a signalé le fait bien remarquable de la fréquence des affections strumeuses coïncidant avec l'excessive rareté des affections tuberculeuses, dans tout le pays qui se trouve sur la côte de l'Océan, depuis la Teste jusqu'à Mimizan. Enfin le même fait a été signalé par M. Roussel, dans ses remarquables lettres sur les départements Pyrénéens.

Du reste, les cas d'affections organiques du poumon que j'ai eu occasion d'observer étaient, le plus souvent, moins le résultat d'une cause héréditaire ou de l'insalubrité des habitations, que la conséquence d'inflammations plus ou moins répétées et toujours négligées des bronches et du paranchyme pulmonaire, inflammations qui, comme presque toutes les maladies des gens de la campagne, ne sont soumises à l'observation médicale que lorsqu'elles menacent prochainement la vie.

Ce n'est pas que je veuille attribuer aux tubercules une origine inflammatoire. A ce produit morbide il faut, avant tout, une cause prédisposante, diathésique, le plus souvent originelle.

La cause occasionnelle ne joue, dans son étiologie, qu'un rôle secondaire. Mais la fréquence des phlegmasies des organes respiratoires m'a permis d'observer des excavations pulmonaires d'origine vraiment inflammatoire et nullement diathésique, chez des individus très-fortement constitués. C'est, si l'on veut, un abcès du poumon; c'est la pneumonie passée à l'état de suppuration; mais l'excavation caverneuse du poumon n'existe pas moins avec tous ses caractères stéthoscopiques et plessimétriques.

Aucune maladie épidémique ne sévit sur les enfants, si ce n'est, au printemps, où l'on observe des fièvres éruptives souvent très-meurtrières. Pendant l'été de 1853, une épidémie de rougeole compliquée de dyssenterie a fait périr un quart de cette partie intéressante de la population.

Le croup sévit de temps en temps d'une manière épidémique, non sans laisser de cruelles traces de son passage.

Le calcul urinaire est, dans nos contrées, une maladie si rare qu'en dix ans je n'en ai pas vu un seul exemple. Les questions que j'ai faites aux personnes âgées et aux anciens médecins du pays, ne m'ont procuré la connaissance que d'un seul fait de cette espèce. Peut-être cela tient-il à la présence, dans les eaux potables, d'un sel de potasse ou de soude ? Je ne puis avoir, à cet égard, que des présomptions, l'analyse des eaux n'ayant pas été faite d'une manière complète; peut-être cela tient-il aussi à la présence, dans le vin, d'une grande proportion tartrate de potasse ?

Je n'ai jamais observé le diabète, comme maladie essentielle. Les cas de glucosurie qui se sont présentés à moi étaient sous la dépendance d'une affection de la moëlle épinière.

Dans le cours de mes études médicales, j'avais rarement eu l'occasion de constater des désordres causés par les vers intestinaux, soit que l'affection vermineuse fût idiopathique, soit qu'elle fût une simple complication d'autres maladies concomitantes. Je ne me rappelle même pas avoir été témoin d'un seul cas, soit dans mon internat dans les hôpitaux de Lyon, soit pendant un séjour de plusieurs années à Paris, d'un seul cas, dis-je, dans lequel les helminthes aient pu être considérés comme cause essentielle d'une maladie grave. Je n'ai donc pas été peu surpris quand, dès le début de ma pratique, des phénomènes morbides provenant de cette cause, se sont tous les jours présentés à moi, non seulement chez les enfants, mais encore chez les adultes. J'ai vu des désordres, effrayants en apparence, disparaître comme par enchantement, sous l'influence d'une simple infusion vermifuge.

Dans le peuple on est tellement convaincu de l'importance de la cause que je signale, dans la production des maladies que, dès le début d'une indisposition, un vermifuge est administré avant qu'on ait eu recours à la médecine. Ce n'est en général que lorsque l'impuissance de ce premier moyen est reconnu que l'homme de l'art est appelé.

Le vermifuge administré intempestivement devient, à son tour, cause de maladies. Dans beaucoup d'affections aiguës des voies digestives, j'ai vu les accidents s'aggraver par l'emploi d'anthelmintiques plus ou moins irritants ou par la perte du temps, suite nécessaire de la sécurité inspirée par l'emploi de ce premier moyen (1).

Les vers intestinaux que j'ai rencontrés le plus souvent sont les lombrics, les ascarides vermiculaires, le tœnia. Chez un de mes malades atteint de cette dernière espèce d'entozoaire, tous les vermifuges ont échoué. L'écorce de racines fraîches de grenadiers, la fougère mâle, la teinture éthérée de cette substance, le Kousso lui-même, n'ont pu procurer que l'expulsion incomplète du parasite... Mon client vit en bonne intelligence avec son ennemi et se contente, quand ses malaises sont par trop prononcées, de recourir à quelque vermifuge indigène; il en éprouve un soulagement immédiat, mais momentané.

Il ne sera point hors de propos de dire un mot des ressources nosocomiales et médicales que présente le pays.

Dans le chef-lieu de canton existe un hôpital contenant 20 lits, 10 pour chaque sexe. La direction en est confiée à l'administration locale. Le ser-

(1) Des faits de cette nature ont été consignés dans mon *Mémoire sur l'helminthologie*, inséré dans le tome VI de l'*Union médicale*.

vice intérieur est fait par des religieuses trinitaires. Ici comme dans les grandes villes, peut-être plus que dans ces dernières, les gens du peuple ont une aversion très-prononcée pour l'hôpital. Il leur semble que leur entrée dans cet asile de bienfaisance est une tache pour leur famille et pour eux une certitude de mort. Leur triste réduit dénué de tout, où tant de privations les attendent, leur paraît plus doux que l'hospice où ils sont entourés de tous les secours que l'art peut donner, de tous les soins que multiplie la charité chrétienne et de tous les égards qu'inspirent la souffrance et le malheur. A raison de tous ces préjugés, les rangs de l'hôpital sont à-peu-près déserts ; ils ne sont occupés, le plus souvent, que par des militaires en congé ou de passage, par des voyageurs malheureux et ayant besoin de quelques jours de repos et par des vieillards infirmes et incurables.

Peut-être, dans les grandes villes, ces préjugés devraient-ils être pris en considération ; l'aversion de l'homme du peuple pour l'hôpital qu'il ne connaît pas encore, ne doit-elle pas entrer en ligne de compte dans les causes de la mortalité effrayante parfois qui frappe ces asiles de l'humanité souffrante ? Les résultats admirables obtenus à Londres par les secours donnés à domicile, ne prouvent-ils pas que la mansarde, toute pauvre qu'elle est, n'est pas sans charme pour le malheureux qui l'habite? Ne prouvent-ils pas aussi que les immenses ressources dont disposent les hôpitaux seraient susceptibles de diverses applications.

Le canton dont la population est de 14,000 âmes, compte quatre docteurs en médecine. C'est, par conséquent, un médecin pour 3,500 âmes.

Ici, comme partout, le charlatanisme présente à l'esprit inculte du paysan sa grossière amorce. On y observe tous les degrés de cette dangereuse non moins qu'audacieuse industrie. Dans un village c'est une matrone qui guérit tous les maux avec un emplâtre qu'elle seule sait préparer et appliquer. Dans un autre c'est un médicastre administrant à tout propos la médecine incendiaire de Leroy et compliquant tous les états morbides qui se présentent à lui, des plus violentes phlogoses intestinales. Enfin, c'est un rebouteur qui a reçu d'en haut le don chirurgical et qui n'en laisse pas moins çà et là, sur son passage, des traces de son ignorance et de son ineptie. Ici il méconnaît une luxation du coude et la traite par des compresses émollientes. Là il prend pour une luxation du genou une simple contusion de cette articulation. Que sont devenus les patients? Quelques tentatives de réduction faites par moi quatre mois après l'accident, sur la luxation méconnue, rendirent à l'article quelques mouvements. Quant à la prétendue luxation du genou que le repos et quelques applications émollientes et résolutives auraient bientôt fait disparaître, voici ce qui arriva : Six hommes vigoureux exercèrent sur le membre contusionné les plus violentes tractions. Les gastro-cnémiens furent arrachés de leurs insertions, la gangrène s'empara du membre et l'amputation de la cuisse devint indispensable; elle a été pratiquée par M. le docteur Gilbert!

Quæque ipse miserrima vidi!.....
O miseræ leges qui talis crimina fertis!
O cæci reges qui rem non cernitis istam!
Vos quibus imperium est qui mundi frena tenetis,
Ne tantum tolerate nefas, hanc tollite pestem.

(H. de Heers).

Mais que dire après les éloquentes manifestations du congrès médical, après les spirituelles critiques de Jean Raymond et du docteur Munaret, après les protestations de tant de gens de cœur?

Pour terminer tout ce qui a rapport aux ressources médicales que présente le pays, il me reste à dire quelques mots d'une institution, fondée en 1840, qui a déjà rendu d'immenses services et qui est appelée non seulement à soulager bien des malheureux, mais encore à les moraliser. Je veux parler de la Société de bienfaisance mutuelle.

Elle est composée d'environ 150 membres, appartenant indistinctement à toutes les classes de la société, depuis l'opulent financier jusqu'au pauvre manouvrier, qui n'a d'autres ressources que celles que lui crée son travail de chaque jour. Il faut, pour en faire partie, des conditions, scrupuleusement observées, d'âge, de santé, de moralité. Les ressources pécuniaires de la société sont : les droits de réception, la cotisation mensuelle de chaque membre, les économies faites depuis la fondation de cette institution, enfin quelques donations. Les fonds sont affectés aux frais de maladies, aux secours pécuniaires auxquels a droit tout membre malade et plus tard à une pension de retraite.

Cette association, basée sur la réciprocité, sur un véritable esprit de charité fraternelle, enveloppe d'une touchante sollicitude celui de ses membres qu'arrête momentanément, dans son travail, une maladie aiguë, comme celui qui, frappé accidentellement ou spontanément par une maladie chronique et incurable, ne peut plus désormais compter sur son labeur pour se procurer des moyens d'existence. Elle donne à l'un tous les soins désirables, tous les secours dont il a besoin jusqu'à la fin de sa convalescence, jusqu'au moment de retourner dans les champs ou à l'atelier où sa place est scrupuleusement gardée. Elle fournit à l'autre les moyens d'arriver jusqu'à la fin de la vie, sans trop de privations. Elle ne le quitte enfin qu'après avoir pourvu à des funérailles convenables et lorsque tout est fini sur la terre.

Chaque année le nombre des malades n'est pas moindre de 80 à 90. La mortalité ne s'élève pas au-delà de 2 à 3. Après avoir fait des études comparatives sur la marche des maladies de la Société de bienfaisance mutuelle et dans les classes les plus aisées, il m'est resté démontré que leur durée moyenne n'a pas été plus longue, ni la mortalité plus considérable. Ce résultat si encourageant, si consolant pour l'humanité, doit être attribué à l'association qui donne à tous ses membres des secours réels, efficaces, dès le début et pendant toute la durée des maladies ; qui leur conserve des ressources propres à éloigner la misère qui ne manquerait point de frapper une famille nourrie par le seul travail de son chef. Non seulement la Société est une source de bienfaisance et de secours, mais elle est encore une source de moralisation. Elle élève l'esprit de l'ouvrier, de l'homme du peuple, en lui faisant comprendre tous les avantages de la bonne conduite et du dévouement au devoir. Cette admirable institution est, sans contredit, destinée à produire, dans le pays, les plus heureux résultats.

Il me resterait maintenant à tracer l'histoire des maladies épidémiques ayant revêtu un caractère spécial, un cachet de localité; mais un travail de cette nature ne peut-être que le fruit du temps et d'une longue expérience.

Et d'abord, sous quelles influences se sont-elles développées? Que pourrais-je ajouter aux nombreuses hypothèses qui ont été émises sur l'étiologie des épidémies, aux écrits multipliés auxquels ont donné lieu, dans ces derniers temps, non seulement celles qui ont, en quelque sorte, fait choix de domicile parmi nous, mais encore celles qui n'étant point acclimatées, n'apparaissent qu'à de rares intervalles?

Quelques considérations sur les constitutions médicales sous l'influence desquelles se sont produites les maladies que j'ai observées, trouveraient naturellement ici leur place. Je m'en abstiendrai, parce que, si pour quelques médecins ce mot est sacramentel, pour d'autres il est complètement vide de sens. Il est, pour moi, une chose bien démontrée, c'est que le même traitement n'a pas toujours eu les mêmes résultats, dans des conditions à peu près semblables en apparence; c'est que, pendant telle épidémie, le traitement évacuant opérera les merveilles qu'il ne fallait chercher naguère que dans le traitement antiphlogistique. Est-ce à dire qu'on puisse établir des rapports réels même approximatifs entre les maladies et les conditions météorologiques au sein desquelles elles se produisent?

Non sans doute et Sydenham lui-même avoue qu'il n'a pu découvrir les rapports de causalité, malgré les observations les plus longues et les plus minutieuses. C'est à cette décevante conclusion qu'était aussi arrivé M. le docteur Berlioz, de vénérable mémoire, après dix années d'observations rigoureuses ayant pour but l'étude comparative des phénomènes météorologiques et de leur influence sur la production des maladies.

Suivant les idées d'Hippocrate, les irrégularités dans la température des saisons sont encore regardées, de nos jours, comme la cause première des épidémies annuelles. Cependant, après un examen scrupuleux des faits, il répugne d'admettre cette opinion dans toute son étendue. L'excès de la chaleur ou du froid, de l'humidité ou de la sécheresse, la prédominance de certains vents, sont des causes générales qui doivent produire des effets généraux. Quoi de plus rare néanmoins que cette uniformité dans le caractère des maladies épidémiques? « Non semper eædem aeris cœlique temperies, « eædemque vicissitudines certi cujusdam generis « morbi primordia exolvunt, eamdemque ægretu- « dinis speciem producunt. Singulare atque inco- « gnitum θειον quoddam pondus in aere diffu- « sum, epidemicam morbis notam imprimet ne- « cesse est. »

(Ræderer et Wagler *de morbo mucoso*, p. 3).

C'est dans les campagnes surtout que les différences et les variétés sont plus frappantes; car on voit souvent des maladies sévir sur un ou deux villages voisins, tandis que les autres n'auront que peu ou point de malades et sans qu'aucune cause évidente ait pu donner lieu à cette différence. D'autres fois certains organes seront affectés de préférence dans tel ou tel endroit et l'on n'en peut également assigner la raison.

J'ai vu une épidémie de fièvre bilieuse frapper le village de Gillomay et épargner complètement celui de Saint-Hilaire, séparé du précédent par un simple chemin vicinal. J'ai vu, dans le village de Brezin, une épidémie de fièvre typhoïde sévir sur toutes les habitations situées à l'est de la route départementale qui le traverse, tandis qu'une complète immunité existait pour les habitations situées à l'ouest de la même route.

Dans le courant de l'hiver rigoureux et irrégulier de 1853, des pneumonies nombreuses s'observèrent sur tout le territoire du canton de la Côte-Saint-André. Dans certains villages elles avaient une marche très-simple, une terminaison très-promptement favorable. A la même époque, et par conséquent sous l'influence des mêmes conditions atmosphériques, mais dans d'autres localités, la même maladie présentait la marche la plus irrégulière, les complications les plus imprévues et souvent la terminaison la plus amèrement déplorable. Chez l'un on constatait l'absence de crachats rouillés, tandis que les phénomènes stéthoscopiques étaient de la dernière évidence. Chez l'autre c'était l'inverse que l'on observait. Rarement on constatait l'ensemble complet, régulier, des symptômes locaux et généraux de cette affection. Mais presque toujours le médecin se trouvait en présence de phénomèmes vraiment insolites.

Chez l'un, vers le quatrième ou le cinquième jour d'une pneumonie, une douleur vive se faisait sentir au bout de l'urètre, et tout examen fait de la poitrine, la pneumonie allait mieux. Chez un second, une crampe violente survenait, à la période de déclin. Chez un troisième enfin, une névralgie dentaire d'une très-grande intensité coïncidait avec la disparition des phénomènes stéthoscopiques de la maladie.

Malheur au malade, malheur au médecin, si ces symptômes étaient considérés par ce dernier, comme des épiphénomènes; si, se laissant tromper par l'examen anatomique des organes malades, il ne prêtait point l'oreille à ce *caveant consules*, à ce dernier cri d'avertissement d'une vie prochainement menacée; si perdant de vue ce grain d'où va partir un effroyable tempête, ce nuage orageux d'où va jaillir la foudre, il n'administrait immédiatement le remède propre à prévenir un accès pernicieux. Cette crampe, cette douleur urétrale, cette névralgie dentaire étaient vraiment le mode de manifestation du génie pernicieux qu'on devrait bien plutôt appeler diabolique ou protéïque, et qui, échappant aux plus minutieuses investigations, déjoue les calculs et les prévisons du praticien le plus consciencieux.

Si pour combattre ce symptôme, insignifiant en apparence, le fébrifuge par excellence n'était administré à doses convenables, l'accès pernicieux arrivait et il était le plus souvent le dernier. Heureux encore le médecin, lorsqu'ayant parfaitement saisi les indications de l'emploi de ce moyen, il ne le trouvait pas complètement inefficace.

Voilà donc, à la même époque, dans le même canton, le même jour, une maladie qui, dans un village, guérit quand même. Saignée, émétique, expectation ont des succès égaux; et à quelques kilomètres de là, il faut, pour guérir la même maladie, des doses énormes de sulfate de quinine.

Le mot de Pascal : vérité en deçà des monts, erreur au-delà, est donc médicalement autant que philosophiquement vrai. Pour le praticien à la campagne, ne peut-il pas se traduire par celui-ci : vérité au nord du coteau, erreur au sud. Sulfate de quinine à gauche du ruisseau, saignée à droite.

Il y a donc, dans la production des maladies, des conditions locales et générales qui toutes doivent être invoquées par la thérapeutique. L'intempérie produit la pneumonie, par exemple, mais la nature du sol, l'exposition de l'habitation, les travaux qui s'exécutent dans son voisinage, etc., modifient cette cause générale et produisent des symptômes qui réclament des indications spéciales.

Peut-être que l'opinion si généralement répandue de l'influence des conditions atmosphériques sur les épidémies tient à ce que les médecins observateurs placés à la tête des hôpitaux, exerçant dans de grandes villes, se trouvent dans une position à ne rencontrer, en général, que les maladies produites par l'intempérie de la saison. Les exhalaisons de la terre qu'ils habitent sont nulles pour la production des épidémies. Les fouilles plus ou moins profondes qui ont dénaturé le sol, les maisons et le pavé qui les recouvrent, empêchent les effets telluriques si communs dans les campagnes.

Il en était de même pour Hippocrate exerçant dans les îles de la Grèce qui ne sont que des sommets de montagnes recouverts d'une terre végétale à très-peu de profondeur, et du sein de laquelle il ne peut sortir que des vapeurs de qualité et de quantité à peu près semblables. « In pestilenti aeri statu inspiratio potissimùm febris causa est. »

La situation de l'Angleterre est la même ; mais son étendue plus grande et sa proximité du continent peuvent la rendre plus sujette aux épidémies que les îles de la Grèce. Les vents qui ont traversé la France doivent porter sur les côtes des îles britanniques les miasmes qui sont les causes des maladies régnantes sur le continent. Cet effet ne peut cependant être sensible, dans l'intérieur, à une grande distance. C'est peut-être de là que dérive la diversité d'opinions entre Huxham et Sydenham, dont l'un exerçait à Londres et l'autre à Plymouth.

« Les causes de la plupart des maladies, dit « Sydenham, sont entièrement incompréhensibles « et inexplicables. Les spéculatifs curieux qui s'a- « musent à rechercher de pareilles causes et qui « veulent, bon gré malgré, et en dépit de la na- « ture, les découvrir et les expliquer, tentent l'im- « possible, en même temps qu'ils méprisent les « causes prochaines conjointes et immédiates, les « seules néanmoins qu'il soit nécessaire de connaî- « tre et que l'on peut connaître, en effet, sans le « secours de ces vaines spéculations, puisqu'elles « se présentent clairement à l'esprit ou qu'elles ont « été découvertes, il y a déjà longtemps, soit par « le témoignage des sens, soit par des observations

« anatomiques. Il est absolument impossible qu'un « médecin connaisse les causes morbifiques qui « n'ont aucun rapport avec les sens; mais aussi « cela n'est pas nécessaire, il lui suffit de savoir « quelle est la cause immédiate de la maladie, quels « en sont les effets et les symptômes, pour être en « état de distinguer exactement cette maladie d'avec « une autre qui lui ressemble. »

On voit au contraire Huxham, dans la description de toutes les maladies dont il s'est fait l'historien, invoquer comme cause l'action des phénomènes météorologiques. Ainsi, le premier chapitre de la dissertation sur les pleurésies et les péripneumonies, est intitulé : du pouvoir qu'ont les vents et les saisons de produire ces maladies. Dans sa dissertation sur les maux de gorge gangréneux, c'est encore le même ordre de causes qu'il invoque. Enfin, dans la description de la colique de Devonshire, ce sont encore des causes locales auxquelles il l'attribue, c'est la corruption de l'atmosphère, c'est l'usage immodéré des pommes et du cidre qui résument toute l'étiologie de cette affection.

Les substances contenues dans la profondeur de la terre ont besoin d'un véhicule pour être transmises à sa surface. Ce véhicule est l'eau, à l'état liquide ou à l'état de vapeur, suivant le degré de la température.

L'eau, en raison de son abondance, pénètre plus ou moins profondément les différentes couches perméables et altère les sources des fontaines par les substances qu'elle y entraine.

Sous l'influence de la chaleur, cette eau passe à l'état gazeux; ce gaz arrive à la surface du sol, plus ou moins chargé de miasmes nuisibles, se répand dans l'atmosphère et pénètre dans l'économie animale où il occasionne des troubles plus ou moins graves. Cet effet varie suivant le degré de la température et suivant la nature du sol duquel se dégagent les miasmes morbigênes. C'est pourquoi lorsque la terre a été gelée pendant longtemps ou couverte de neige, le dégel subit produit des épidémies fréquentes. De même, après une sécheresse et une chaleur de longue durée, les pluies qui tombent ensuite ont souvent de l'odeur et deviennent malfaisantes.

Afin de pouvoir reconnaître si les épidémies affectent un type de retour régulier, il faudrait une longue suite d'observations faites sur le même lieu et par le même homme qui tiendrait compte des altérations que le climat peut éprouver par les plantations ou les coupes de bois, l'état de l'agriculture, l'établissement des fabriques et aussi de l'influence exercée sur l'épidémie par la méthode de traitement mise en usage.

Par des fouilles pratiquées dans tous les villages on connaîtrait la différence des couches de la terre. Par l'analyse des eaux, en différentes saisons, on apprécierait les changements qu'elles éprouvent etc. Mais que d'obstacles ! Je n'ai pas le courage d'en faire l'énumération. Longtemps il faudra se borner à l'observation seule des faits et chercher à guérir, par la meilleure méthode, les maladies que l'on n'a pu ni prévoir, ni prévenir.

Celui-là donc se trompe lui-même, il trompe l'art et les malades, qui n'ayant égard qu'aux conditions anatomo-pathologiques dans lesquelles se manifeste une maladie fébrile, entreprend son traitement, sans être conduit, comme par la main, par la connaissance de l'ensemble des conditions pathogéniques résumées par le mot : constitution médicale. Sans ce guide fidèle, le médecin sera trompé par mille formes différentes de la même cause, par mille variétés des phénomènes qui en seront l'expression. *Romanus sum, Romœ scribo et in aere Romano,* Cette parole de Baglivi explique la diversité des traitements employés dans les même cas, suivant les localités. Elle résume les motifs qui m'ont guidé dans cet ***essai***. Elle est aussi l'égide derrière laquelle vient s'abriter l'insuffisance de ma plume.

BIBLIOTHEQUE NATIONALE DE FRANCE
3 7531 01374913 1

www.ingramcontent.com/pod-product-compliance
Ingram Content Group UK Ltd.
Pitfield, Milton Keynes, MK11 3LW, UK
UKHW012251240726
13966UKWH00004B/1384